CAMINHOS DA SANIDADE " ATALHOS " DA LOUCURA?!

Jeremias F. Torres

INTRODUÇÃO

Na verdade, a pergunta acima está invertida.

Quando na realidade a pergunta a qual deveria ser feita seria: "quem é normal!"

Como assim chamar os contemporâneos de loucos?

Todos são normais.

Será?

Olhe em torno, avalie o comportamento de todas as pessoas que orientam sua vida e verá alguma coisa não muito animadora quando se falar de sobriedade ou de excentricidade!

Não há uma única alma nesse mundo nesse momento que deveria ser chamada de completamente sã!

Uma das coisas mais desagradáveis para o ego do ser humano é descobrir através de outrem, devido a comentários desairosos que padece de um comportamento insano, o qual nunca havia percebido e nunca poderá aceita-lo!

Mas, o que poderia ser chamado de belo comportamento?

Quem poderia ser chamado de louco?

Quem é a pessoa tida por normal?

Há muitos anos atrás, eu acreditava piamente em duas coisas.

Que haviam pessoas normais e haviam pessoas malucas. Não entendia porque as pessoas enlouqueciam, no entanto, acreditava que eu era completamente normal e nunca parei para observar o comportamento descontrolado e excêntrico do meu pai.

Com o passar dos anos, aprendi algumas outras poucas coisas.

Aprendi primeiramente que existe loucura e "loucura!"

E pessoas "mais ou menos" normais, porém, para se depositar confiança, mesmo aparentando ser alguém esforçado para ter algo próximo da sanidade.

Mas, dizia eu loucura e "loucura!" finalmente por que? Como explicar isso?

Existem os loucos irremediavelmente perdidos em seu "apagão" existencial, cujo dano cerebral, lhes tornará impossível terem o que se poderia chamar de vida normal.

Há ainda os completamente louco, cujo cérebro encontra-se completamente intacto, mas, sua memória sensorial, mental , encontra-se totalmente "avariada" e sem nenhuma explicação especulativa ou mesmo científica, perderam completamente a noção de si e da realidade e nunca retornarão ao que foram um dia.

Outros ainda, já nasceram completamente malucos e sem também nenhum único dano encefálico, viverão como "estúpidos" (no bom sentido da loucura) a vida inteira.

E finalmente existe a grande maioria, "seguidores da tendência" da moda da nova loucura, os quais oscilam entre a depressão e a euforia, adeptos da nova teoria dos chamados TOC (Transtorno Obsessivo Compulsivo) e TAB (Transtorno Afetivo Bipolar).

Estes estão em todas as camadas sociais e muito felizes podem se dar àqueles que já identificaram o seu mal e começaram a fazer uso de sua medicação, porque quanto aos outros, vivem dando trabalho a todo mundo, prejudicando seus familiares, seus amigos, tornam a vida do semelhante insuportável e ficam irritadíssimos quando são comparados a "loucos!"

CAPÍTULO I

O EXEMPLO COMEÇA EM FAMÍLIA!

Eu não precisaria ir do outro lado do mundo ou em outro continente para tomar de exemplo alguém completamente desequilibrado, não! Tenho um exemplo clássico muito próximo: papai!

Observando-lhe hoje, sob a ótica dos liames e limites sociais, eu vejo o tamanho de sua loucura!

Fugia completamente dos extremos da depressão e da euforia, sintomas diagnosticados como TOC e TAB e já entrava "direto" nos anais da ESQUIZOFRENIA*

Por outro lado, através dele, entendi a loucura do mundo e vice-versa!

Foi por seu exemplo que compreendi como um sujeito pode ser aceitável socialmente e particularmente, perante seus familiares, mostra-se como realmente é: o completo desequilibrado mental. Mas, não tem culpa do fato, exceto quando reconhecem a doença e nada fazem para melhorar-se, do contrário ficarão como são, sem nada acrescentarem a suas vidas estúpidas. Normalmente, a anormalidade não é muito evidente e as pessoais tendem a conviver pacificamente com esses altos e baixos do comportamento humano, o que caracteriza essas alterações de humor. Uma hora está feliz, outra hora está triste e assim por diante, mas, eis o grande avanço!

Há não muito mais que uma década passada, tais comportamentos eram simplesmente ignorados, restando como definição da loucura propriamente dita, somente quando indivíduos completamente lunáticos se manifestavam rotineiramente, aí sim, esse era chamado louco, quanto ao restante, eram "fingidos".

Papai, hoje eu entendo, estava num estado mais avançado, do que meramente os altos e baixos desses recém-descobertos efeitos tortuosos da loucura!

Homem violento em família. Déspota "particular", na rua era uma "moça". Em casa, seu grande prazer era mostrar tanto a força física, quanto a força moral, demonstrando que era ele quem mandava por isso... batia e batia e batia!

Portanto, "filho de peixe..." o que não quer dizer ser seus filhos exatamente iguais a ele, mas... alguma coisa de "herança" sempre carrega e não poderia ser de outra maneira!

A convivência, o dia a dia, a rotina, o observar, transforma familiares em iguais e comigo não poderia ser diferente. Porém, aceitei o fato. Já não posso dizer o mesmo dos meus irmãos, quanto a esse último item do pacote!

*esquizofrenia, a categoria mais importante do grupo de transtornos, o transtorno esquizotípico e os transtornos delirantes persistentes e um grupo maior de transtornos psicóticos agudos e transitórios. Os transtornos esquizoafetivos foram mantidos nesta seção, ainda que sua natureza permaneça controversa.

F20 Esquizofrenia

Os transtornos esquizofrênicos se caracterizam em geral por distorções fundamentais e características do pensamento e da percepção, e por afetos inapropriados ou embotados. Usualmente mantém-se clara a consciência e a capacidade intelectual, embora certos déficits cognitivos possam evoluir no curso do tempo. Os fenômenos psicopatológicos mais importantes incluem o eco do pensamento, a imposição ou o roubo do pensamento, a divulgação do pensamento, a percepção delirante, idéias delirantes de controle, de influência ou de passividade, vozes alucinatórias que comentam ou discutem com o paciente na terceira pessoa, transtornos do pensamento e sintomas negativos.

A evolução dos transtornos esquizofrênicos pode ser contínua, episódica com ocorrência de um déficit progressivo ou estável, ou comportar um ou vários episódios seguidos de uma remissão completa ou incompleta. Não se deve fazer um diagnóstico de esquizofrenia quando o quadro clínico comporta sintomas depressivos ou maníacos no primeiro plano, a menos que se possa estabelecer sem equívoco que a ocorrência dos sintomas esquizofrênicos fosse anterior à dos transtornos afetivos. Além disto, não se deve fazer um diagnóstico de esquizofrenia quando existe uma doença cerebral manifesta, intoxicação por droga ou abstinência de droga. Os transtornos que se assemelham à esquizofrenia, mas que ocorrem no curso de uma epilepsia ou de outra afecção cerebral, devem ser codificados em F06.2; os transtornos que se assemelham à esquizofrenia, mas que são induzidos por drogas psicoativas devem ser classificados em F10-F19 com quarto caractere comum .5.

CAPÍTULO II

REFÚGIO

"SEGURO"

DA

LOUCURA?!

A loucura, assim como o suicídio são temas tabus na vida das pessoas. Fato é que, são muito mais comuns do que a priori se imagina e tem lá suas peculiaridades e semelhanças, por mais discrepantes que se possa parecer!

O suicida se refugia na morte para não encarar a vida e louco se refugia na loucura para não ter encarar a vida e o suicídio!

A igreja e algumas religiões, condenam veementemente o suicida, ignorando o fato de que a loucura está no mesmo patamar, embora por implicações diferentes, efeitos difusos, mas o objetivo é exatamente o mesmo: alienação da realidade em prol de pretensa calmaria... calmaria!

Na verdade, a loucura, é a chamada forma "escrupulosamente" correta de se alhear da realidade, sem causar grandes tragédias em torno, evidentemente, que excetua-se nesse caso, àqueles que desde a infância já padecem desse mal, ou que possuem a "máquina cerebral" danificada!

É mais ou menos assim: por medo, uns se refugiam no suicídio; por desespero outros se refugiam na loucura! Ambos abomináveis, mas, são mecanismos intrincados com os quais, a mente confusa e aturdida somente, consegue lidar e se entregar!

Por fim há ainda o extremo: o caso daqueles que mesmo após a loucura, descontentes, praticam o último ato, mas, são bem mais raros!

Definitivamente é um tema que pouco me agrada tratar, mas, devido a crescente repetição dos mesmos, a sociedade tem que sair desse marasmo miserável de possuir, olhar para o próprio umbigo e se unir para dissipar essas duas desgraças do comportamento humano!

Que desespero tamanho é capaz de envolver um homem a ponto de faze-lo dar cabo da própria vida?!

Ideais fundamentados em areia movediça, com o tempo, tende a desaparecer terra à dentro, e é lá na infância, no começo de tudo, onde o suicida começou a se formar, onde a loucura começou a tomar forma, atingindo o auge, quando essas pessoas atingem a consciência, se é que se pode chamar de tal, de si mesmos!

Nem um ser humano tem o direito de julgar as atitudes de um suicida, muito menos a atitude de um outro que "pirou!"

Por que? Porque ninguém sabe o dia de amanhã...

Trata-se de almas fragilizadas, debilitadas, sem força para continuar pelo caminho, evidentemente mais longo, sem perspectivas, optam pelo mais curto, mas, mesmo aí, não têm que ser reprovadas. Ou será que um suicida um dia não amou não foi amado? Não teve ideais que acalentou? Não foi um bom profissional? Etc., Então, baseado nessa premissa, não só merecem condenação e sim respeito e afeto, de modos que têm que parar de chamarem-nos de covardes, pusilânimes, etc!

Quanto a dor provocada pela loucura, ou seja, pela falta de capacidade que a mente perde de gerir os próprios atos, é inenarrável, tamanho é o sofrimento, desespero, amargura... muitos chegam até as fronteiras dela e conseguem retornar, outros, após transpassarem essa, nunca mais retornam ao estado normal, nunca mais!

Porém, o pior estado da loucura é quando disfarçada de uma pretensa normalidade, determinados indivíduos, oscilam da fronteira à normalidade, é aí "onde mora o perigo", os seres mais vis surgem desse intercâmbio!

Quanto aos suicidas me refiro aqui, aos pobres diabos que sucumbem pelos atos normais da vida, que não tem coragem de suportar e não me refiro aqueles fanáticos religiosos, os quais por ganância e ambição, afim de conquistarem um paraíso "com no mínimo quarenta mulheres", se entregam ao afã assassino de matar seres humanos... esses, o inferno, se é que

existe um, rejeita-os dispensa-os!

Raro não é aquele que

conheceu um boa pessoa que se matou, assim como

também conheceu uma outra que enlouqueceu...

CAPÍTULO III

-
-

OS ÚLTIMOS (OU OSPRIMEIROS?) DISCIPULOS DE FREUD!

Além de psicólogo,

Freud também era fanático por sexo!

Ninguém até hoje, descobriu se Sigmund sofreu alguma espécie de abuso sexual em sua infância, o fato é que ele, não via outra justifica para todas as derrapadas humanas, que não no sexo e do sexo para esse...

Em suma, para ele tudo se resolvia (ou não) na cama!

Todo e qualquer desequilíbrio mental, enfrentado por um indivíduo ou pela sociedade "coletivamente", provinha tão somente d'uma má conformação ou má compreensão do aspecto sexual...

Nunca conheci em vida, alguém tão

fanático, tão disposto a provar que tudo devia se explicar entrando ou saindo de uma cama!

Mas, em quem será que Freud teria se inspirado para chegar a tão sábio preceito?!

Na ciência não foi, justamente pelo fato da experimentação dos testes, etc., em suma, sem campo para divagações...

Na religião oficial tampouco, uma vez que essa(s) à exceção das apócrifas, condenam a especulação sob esse aspecto!

Na filosofia, até poderia ser, mas, a introspecção profunda, foge completamente ao contato físico, portanto, muito longe, da inspiração do pesquisador!

Depois de muito pensar e se auto-atormentar, finalmente, encontrei a resposta!

Não sei se Sigmund gostaria de ter sua fonte de inspiração revelava ao mundo, mas, eu o vou fazer sem titubeio e sem meias-palavras!

Há uma espécie de macacos, habitantes de uma região inóspita, cujo comportamento peculiar, é bastante curioso, devido inclusive ao respeito que tem pelos macaquinhos órfãos!

Mas, talvez esse não seria o aspecto pelo qual Freud os teria escolhido para serem os responsáveis, por sua mais importante teoria, por sua "menina dos olhos!" e sim pelo fato, dessa espécie "inescrupulosamente" ou talvez religiosamente praticar sexo em toda ocasião!

É uma espécie de democracia sexual, se se entender que essa, pelo menos   teoricamente, foi feita do homem, para o homem e pelo homem.

Pois bem, nesse espécie, o sexo é praticado, pelo chefe com a chefe do bando, dessa com outros tantos, dos filhotes com suas mães, entre os próprios filhotes, uma libertinagem total e todos vivem felizes...

Mas, se o Freud realmente usou essa espécie como parâmetro para seus estudos em comparação aos seres humanos, esqueceu-se de um ponto crucial: as regras sociais!

Um homem, necessariamente, para assim o ser chamado, possui alguns conceitos básicos, que violados, ele se embrutece, o que de maneira nenhuma, poderia ocorrer com os símios!

Na espécie humana, o sexo, ao invés de ser um fim, é somente um meio, evidentemente, que alguns invertem esse axioma, mas teoricamente é assim. E o que é muitíssimo normal entre um animal, é imoral perante os seres civilizados, e mais: embora boa parte dos seres humanos apresentam graves distúrbios, devido uma má formação ou informação sexual na infância, o sexo não justifica tudo, como queria dizer Sigmund!

CAPITULO IV

O EMBLEMÁTICO CASO MARCELO!

Estarrecedor, ocorrido há pouco tempo aqui em São Paulo, no Brasil!

No entanto, sem explicação lógica para o fato, bastante comum nos Estados Unidos, onde a quantidade de "serials killers" suicidas, é simplesmente alarmante!

Fato é que, as coisas boas ou mesmo as coisas más, não ocorrem do dia para a noite, num piscar de olhos, repentinamente. Para um bom ou péssimo desfecho, tudo segue uma determinada sequencia, até o final!

Qual a grande dificuldade do caso complexo?

Tentar entender os fatos pelos fatos em si mesmos!

Ou seja, tentar compreender algo que foge completamente aos conceitos básicos de uma convivência normal!

E o que seria isso?

O estado mental de um indivíduo alterado por uma forma fantasiosa, porém, irresistível, distorcendo completamente a maneira correta de como se vê o mundo, destruindo sua capacidade de avaliação, obscurecendo efeitos e consequências de um ato insano, sob uma influência aparentemente inofensiva, mas, totalmente destrutiva!

Daí não existir nenhuma espécie de resposta a determinadas questões, quando o pensamento teórico psicopatológico entra em ação e deixa claro, e trás à tona, um comportamento destrutivo e assassino!

Imagine, por exemplo (fato real ocorrido numa pequena cidade dos EUA), um indivíduo, que já fora SHERIFF (ou seja, alguém que serviu a comunidade, serviu honrosamente a sociedade, admirado, etc), depois de aposentado, um "belo" dia, junta-se com a esposa, prepara uma bomba (com dispositivo de explosão) à gasolina, invade, uma escola primaria e sob o pretexto de salvar as crianças da maldade do mundo, tenta explodir o artefato?! E por um incidente, conseguiu o feito somente parcialmente! Dá para imaginar?

Qual a lógica?

A grande frustração surge, quando se tenta encontrar uma explicação: não há! Não existe!

E mais! Todos os matadores em séries, salvo os "picos" de suas loucuras, todo o resto de sua vida, é um mistério e comparadas, pouco teriam a ver umas com as outras, exceto sob o fato de terem sido rejeitados, desprezados, solitários, humilhados, etc. As pessoas em geral, mesmo sem serem muito normais, superam tais empecilhos, sofrem, mas, acostumam e a vida deslancha! Outras não conseguem administrar isso!

Uma criança, míope, pernas tortas, passa a frequentar alegremente seus primeiros dias de aula, quando ocorre o que? O "Bullying", a sátira, a gozação, a humilhação... "olha os óculos dele!", "pernas tortas!" etc.

Não resistindo tanto sarcasmo, o que faz a criança? Abandona as aulas, torna-se lixeiro e passa a ocupar uma posição inversa a que gostaria de ter ocupado. Surge-lhe, então, um sentimento de revolta, desprezo e ódio pela humanidade incalculáveis! Ocasionando devido a isso, danos em seu cérebro? Em sua mente?

Conheceu uma bela moça de olhos azuis, a essa altura 06 anos mais jovem do que ele, já deveria ter perto de 20 anos, apaixonou-se perdidamente depois de um ano de namoro foi pedi-la em casamento ao padrasto (dela). Teve seu pedido negado, além de ser expulso da casa de sua amada!

Voltou logo após, munido de uma espingarda e contando com o apoio moral de sua namorada, assassinou o padrasto dela, a mãe e a irmãzinha de 02 anos, em seguida fugiram com o carro da família, promovendo um dos maiores banhos de sangue à época praticados por jovens. Ao final, capturados, ela se declarou inocente e refém (?!) e ele disse "ter adorado matar!" (fato real, também ocorrido numa cidade americana).

No caso do menino, apesar de não haver lógica, para dizer fez isso por causa daquilo ou daquilo outro, uma coisa é certa, o foco desencadeador foi o jogo violento do personagem do vídeo game, onde simplesmente, transformou-se no personagem, a falta de instrução dos pais, a falta de religião e acima de tudo a falta de diálogo. Fatores esses, isolados, talvez não causassem grandes danos, mas unidos, destruíram uma família!

===

CAPÍTULO V

UM COMPLEMENTO AO AXIOMA POPULAR!

Segundo um axioma, na vida as únicas coisas certas seriam a morte e os impostos! Eu após refletir um pouco mais, incluiria um terceiro, se não houver cuidado o suficiente e às vezes, mesmo com todo cuidado: a loucura!

Alguém, em altos brados grita ser normal, já não o é!

Todos os seres humanos, em algum momento da vida, por algum período, padeceram desse mal! Em algum instante foi acometido da loucura!

Essa a que me refiro trata-se

simplesmente dos desequilíbrios normais. Intrínsecos à espécie humana! Como assim?

Isso pode ser observado em todas as relações de trabalho, nas escolas, no trânsito, nas religiões, etc.

Por fim, aos trancos e barrancos, após o uso contínuo de medicamentos de uso contínuo, aliados a uma certa dosagem de força de vontade, chega-se enfim, ao alto da idade da sabedoria, geralmente além dos cinquenta... daí por diante, tudo é lucro!

Existe no entanto, outras formas de loucuras inenarráveis, companheiras inseparáveis de determinados indivíduos, que os acompanharão às vezes, a partir do nascimento até a morte.

E outro tipo de loucura que surge abruptamente em qualquer vida da pessoa e vai estar consigo, por muito, muito tempo mesmo!

Loucuras estas, não detectadas em eletroencefalogramas, radiografias em geral e mesmo em autópsias. Exposto o cérebro da cavidade craniana e investigado minuciosamente em 99% dos casos, estará intacto, sem nenhuma protuberância, para aumentar ainda mais os mistérios sobre a origem do mal e de uma possível cura! Alguns comportamentos, portanto, são completamente incompreensíveis aos olhos de outras pessoas, relativamente normais, cuja explicação, ao que tudo indica, nem daqui a cem anos serão entendidos!

Enquanto o comportamento insano do sujeito, prejudica somente ele mesmo, a sociedade olha de soslaio e passa de largo não se importando e sem querer tomar conhecimento. O problema é quando passa a afetar outras pessoas, quando sai do pacifismo e passa para a violência!

Diante dessa realidade sombria, não faltaria mais nada para tornar a vida do homem um completo inferno, mas há!

Quando tudo parece ter chegado ao ápice do mal, entra em cena a bebida e a droga!

Aí é o caos!

Mas, mesmo aí há um diferencial!

Mesmo aí é preciso diferenciar àqueles que são naturalmente loucos sem serem necessariamente maus; àqueles que são parcialmente loucos e completamente maus; àqueles ainda que mesclam as duas espécies e são bebedores compulsivos e drogados ocasionais e o pior, existem aqueles que se dizem "completamente" normais, mas são dependentes da bebida!

Assim, os impostos sendo uma maneira de "enlouquecer" todo mundo, não são os desencadeadores de uma espécie de loucura, apesar de tratando-se de ser humano, tudo é possível!

Em outras palavras, um procedimento simples que uma pessoa "tira de letra", outra, entra em desespero e chega mesmo a tentar contra a própria vida!

E o que é o tentar contra própria vida, senão uma forma violentamente trágica de manifestação de uma espécie de loucura?!

CAPÍTULO VI

ATÉ QUE PONTO VOCÊ AMA VERDADEIRAMENTE A VIDA?

De onde provem toda a infelicidade humana?

Do egoísmo! Do egoísmo?

Sim, o bem para si e os familiares e o mal para o semelhante. Em outras palavras, pegar tudo que puder para si próprio e deixar o outro "a ver navios!"

Há dois extremos a serem combatidos e entendidos sobre esses fatores!

O primeiro deles é o seguinte: excesso de amor a vida é apego a matéria!

O segundo é: o desprendimento total da vida é descaso!

Num e noutro, há incoerência!

No caso do chamado desprendimento partindo de pessoas ricas, gera-se a indiferença, o escárnio e outras coisas mais. É o caso do indivíduo, num leilão, arrebatar, por exemplo uma obra de arte (adoro arte) por alguns milhares de dólares e não doar um centavo, para a sociedade protetora dos animais, causa social ou para sociedade protetoras das crianças deficientes ou não deficientes e assim por diante!

No outro extremo do desprendimento, entre a pobreza, ocorre o desespero. Observa o indivíduo (pobre) pessoas ricas possuírem tudo (sendo más, no entender dele) e ele não possuir nada, e somente entender por Divina Providência, um Deus de barba, que doa ou que pune.

O Poder Superior que mitigue sua sede e atenda a seus pedidos e súplicas e não entendendo os inúmeros benefícios de uma "negativa", procura na morte, mais precisamente, no suicídio, o fim de seus suplícios... é o que imagina!

Há equívocos de ambos os lados. Não é possível entregar totalmente a vida, nossas esperanças e nem procurar "usufruir" de "tudo de bom" que a vida dá, uma vez que existem pessoas, em situação de miséria extrema, doentes, loucos, sem tetos, drogados, etc.

Outro dia, a passos largos passava eu pelo centro de São Paulo, quando observei um pedinte sentado à margem da via pública. Pela direção de seu olhar, pude ver ou talvez pressentir, que olhava em direção aos meus pés (?!)

Olhei para os seus, e constatei que não os tinha!

Como eu, posso ser COMPLETAMENTE indiferente a esse fato e não ficar constrangido com isso?

Eu particularmente, acredito que a virtude assim, como o egoísmo são atributos da alma, localizados muito profundamente em cada ser e tanto um quanto o outro, são

particularmente difícil de serem adquiridos. A virtude não há o que se falar além do que se já sabe e muito mais: estoicismo, renuncia, amor ao próximo, paciência...

Quanto ao egoísmo é todo o oposto disso tudo!

Assim e somente assim, é possível entender como vivem felizes essas pessoas lá de Beverly Hills e mesmo aqui do Morumbi, enquanto seus vizinhos "torram" no sol ou congelam no frio...

Ninguém precisa abrir mão de tudo! Mas, impor um limite a si mesmo para usufruir...

Nem há que ser o "Chaves" da antiguidade, Diógenes, por exemplo, o Filósofo que perambulava pelas ruas da Grécia, em 323 a.C., morando num barril e seus únicos bens, era uma colher tosca de madeira e uma caneca... confrontado por Alexandre, o Grande, que para testá-lo, perguntou o que ele (Alexandre) poderia lhe dar em ouro, prataria, terras, casas, etc.

"Queres saber", falou Diógenes. "Quereis me dar algo? Então, sai da frente do Sol, pois estás fazendo sombra sobre mim e eu só quero desfrutar da luz solar!"

Não há necessidade de extremos, mas, moderar os gastos com iates, jóias, mansões, supérfluo de toda horda, contribuiria em muito com o progresso da humanidade e é claro, com a redução do egoísmo e sua sócia: A CRIMINALIDADE!

CAPÍTULO VII

AS REENTRANCIAS DO CÉREBRO

NÃO ESTABELECEM O CARÁTER!

O Neurocientista JAMES FALLON, da California University, estudando o cérebro, ou melhor, as radiografias de cérebros de criminosos violentos, dentre os quais, os chamados "seriais killers", levou um susto ao perceber que sua radiografia cerebral, era exatamente igual à daqueles homens!

O seu cérebro, apresentava as mesmas características daquelas, daqueles homens fora-da-lei!

Acreditava ele, creio eu, que uma radiografia de um psicopata deveria ser completamente diferente dá de um homem de bem, ainda mais um cientista, como era o caso dele!

Porém, se ele olhasse atentamente aos anais da Ciência, particularmente no caso do ALBERT EINSTEIN, por exemplo, ficaria mais conformado! Pois, assim, que faleceu o Cientista judeu/alemão, teve sua "caixa" craniana imediatamente aberta e seu cérebro devassado para completa decepção dos cientistas da época e o que talvez, faria a maior alegria da vida do Sr. FALLON se tivesse tido acesso aos resultados!

Pois bem, o cérebro do EINSTEIN, não apresentava NENHUMA diferença de qualquer outro ser humano, chamado "menos dotado" (de inteligência, é claro). Não havia nada, mas absolutamente nada em sua formação, tamanho, circunferência, que diferenciasse àquele órgão de qualquer um outro! Total decepção! Não havia nada!

Era exatamente igual a qualquer cérebro do mais medíocre dos homens!

Por outro lado, eu vi em recente documentário, um homem perder literalmente a metade do cérebro num acidente, obviamente, circulava sem parte da cabeça, numa visão um pouco desagradável de se ver, mas, pelo menos aparentemente, funcionando no geral (ele), muito bem! Como é possível?!

Tenho um amigo assim!

Tenho um amigo, vítima de tentativa de roubo, (detalhes à parte), o qual teve a parte frontal de sua testa "afundada" com o impacto de uma pedra enorme e logicamente, seguindo a teoria corrente, poderia de uma certa forma, após lesão no "Córtex pré-frontal", haver dano irreversível para a atuação nas atividades diárias, raciocínio, etc., e não foi o que ocorreu!

Porém, teoria por teoria, com o passar do tempo e a praticidade da Neurociência, tem-se negligenciado e muito, detalhes verdadeiramente significativos, que poderiam fazer toda a diferença, por exemplo? Sim, o HIPOCAMPO!*

Localizado no centro, "fechado" se assim posso dizer, do cérebro, lá está ele! O responsável pela memória, doenças mentais e incrível, praticamente é "irmão gêmeo" das amigdalas!

Nesse sim!

Qualquer anomalia, qualquer ínfima lesão nessa pequena região, os danos serão irreversíveis: perda de memória, esquecimento total do passado (houve um filme em que um indivíduo perdeu a memória próxima e tinha que recorrer a um diário para se recordar dos episódios mais triviais de sua vida rotineira. Também afeta a memória distante), bem como é o responsável por regular, a saúde mental e doenças desse seguimento e principalmente age sobre a aprendizagem do sujeito!

Bem, diante desse elementar quadro, sou forçado a dizer, que o nobre Cientista, focou simplesmente a forma e desconsiderou sobremaneira o fundo, ou seja, se ateve a superfície como um todo, negligenciando o fato do cérebro ser formado de camadas mais complexas logo abaixo (dele, cérebro), além da massa cinzenta!

* HIPOCAMPO :

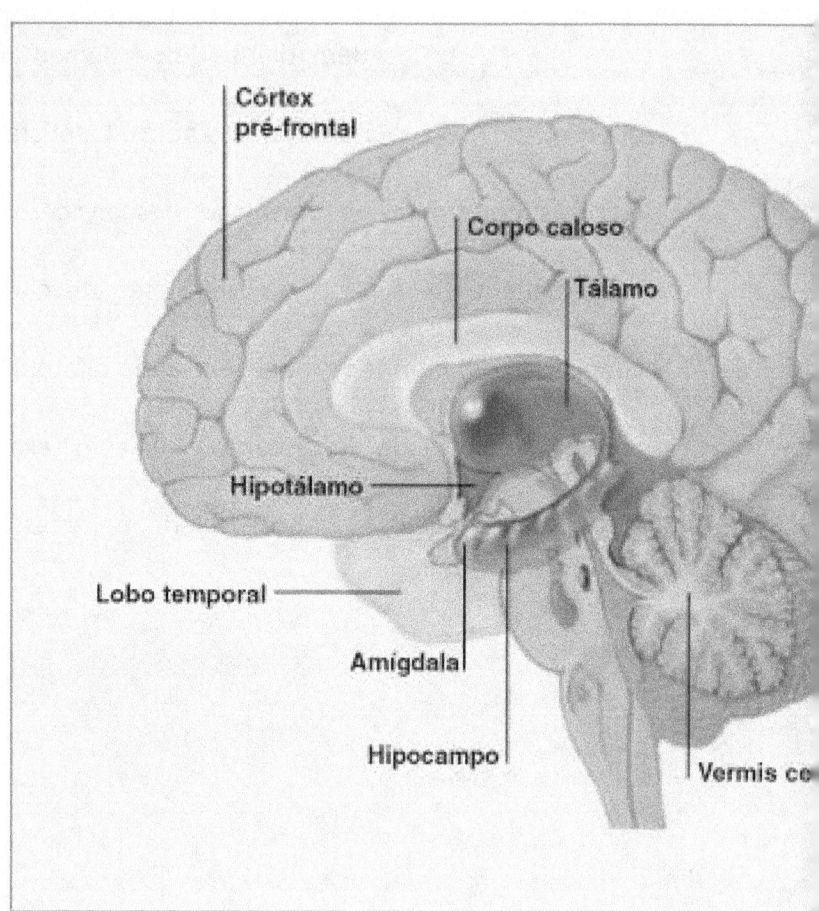

Ver mais imagem em: Córtex cerebral

Existe uma parte do córtex_cerebral designada Hipocampo. Este órgão desempenha um papel fundamental, mas ainda não esclarecido, na memória, portanto, uma lesão do hipocampo pode afetar severamente a memória. Sabe-se da importância do Hipocampo na organização dos episódios vivenciados, como um conjunto de informações coerentes em um tempo e um espaço.

A mágica que transforma informações em memória acontece em duas regiões do cérebro ao mesmo tempo:

o hipocampo (bem no centro do cérebro, na altura dos lobos temporais)

e o córtex frontal (a massa cinzenta que reveste a fronte do cérebro).

Cada vez que uma pessoa se lembra de algo, essas áreas sofrem um aumento de metabolismo e, consequentemente, do fluxo sanguíneo.

O estudo mais recente foi publicado há dois meses na revista Science pelo neurocientista James Brewer, docente da Universidade de Stanford (Referência). Brewer mostrou 96 fotografias a estudantes e conectou-os a aparelhos de ressonância magnética capazes de mapear as funções do cérebro.

Depois de 30 minutos, os estudantes tinham que apontar as imagens que lembravam. Sempre que uma imagem era reconhecida pelos alunos, o computador apontava tonalidades mais escuras nas áreas do hipocampo e do córtex frontal, indicando maior oxigenação nessas áreas.

Algumas anormalidades biológicas quantificáveis têm sido localizadas no Hipocampo na esquizofrenia. Alterações na transmissão mediada por glutamato nos receptores sensíveis a dopamina no hipocampo têm sido implicadas na fisiopatologia da doença.

Há hipóteses de que, na esquizofrenia, a transmissão glutamatérgica esteja alterada no interior do hipocampo e nas suas eferências. Eles analisaram o tecido hipocampal em autópsias de pacientes com esquizofrenia e de indivíduos saudáveis.

http://www.psiqweb.med.br/gloss/dicgh.htm

Está particularmente envolvido com os fenômenos de memória, em especial com a formação da chamada memória de longa duração (aquela que persiste, as vezes, para sempre). Quando ambos os hipocampos (direito e esquerdo) são destruídos, nada mais é gravado na memória. O indivíduo esquece, rapidamente, a mensagem recém recebida.

Um hipocampo intacto possibilita ao animal comparar as condições de uma ameaça atual com experiências passadas similares, permitindo-lhe, assim, escolher qual a melhor opção a ser tomada para garantir sua preservação.

http://www.epub.org.br/cm/n05/mente/struct.htm

Qualquer estímulo sensorial causa a estimulação de pelo menos alguma área do hipocampo;

Desse modo, o hipocampo é uma porta de entrada para o sistema límbico, pois dele, sai fibras (pelo fórnix) para o hipotálamo, tálamo e outras estruturas do sistema límbico;

Cada parte do hipocampo se relaciona com partes diferentes do sistema límbico para produzir respostas comportamentais diferentes;

Pequenos estímulos podem hiperexcitar o hipocampo devido a sua formação cortical diferenciada;

Aprendizagem e o hipocampo: a lesão do hipocampo traz a amnésia anterógrada, a qual faz com que o indivíduo não consiga memorizar informações baseadas em simbolismos verbais, ou seja, não se é possível gravar os nomes das pessoas que conhece, porém a memória passada permanece armazenada. O hipocampo é importante no processo de transição da memória a curto prazo para memória a longo prazo: faz com que a mente repita várias vezes aquela informação

a fim de que seja consolidada a memória para

aquela informação.

O hipocampo está localizado na base

do lobo temporal do córtex_cerebral, perto de

muitas associações nervosas. Seu nome se deve à

sua semelhança ao formato de um cavalo-marinho

("hipo" = cavalo). O hipocampo, assim como

outras partes do sistema_límbico, trocam sinais

constantemente com todo córtex cerebral. Tem

sido demonstrado que o hipocampo é uma

estrutura importante para a consolidação da memória recente. Em contrapartida, o armazenamento da memória de longo prazo está relacionada ao córtex cerebral.

CAPÍTULO VIII

AS DUAS PRINCIPAIS "GRAVÍSSIMAS" COISAS QUE MAIS PREOCUPAM AS MULHERES: OS CABELOS E O EGO(?!)

Satisfeito qualquer dos dois, todo o resto se resolve!

Geralmente, nesse sentido devemos entender o sofrimento inenarrável das mulheres. imagine que filme de STEPHEN KING, de Suspense uma mulher numa festa despenteada!

Complementando o raciocínio supra, enquanto a mulher não atinge a maturidade suficiente para compreender a importância de estar com alguém, contenta-se com "massageamento" de seu ego, por inúmeras pessoas do seu círculo afetivo, geralmente, tão superficiais o quanto a emoção do FAUSTÃO, quando fala de amor, caridade, auxilio ao semelhante e dança dos famosos: "ô loco meu!"

No geral, imagino eu, os homens se contentam com o fato e o aceitam porque, afinal de contas, quem é responsável pela reprodução? Quem é responsável por segurar aquelas crianças chatas choronas no colo mais tempo que você, por mais que queira ser compartilhador de tarefas o conseguiria? Acertou! Elas!

Não adianta esses "moderninhos" virem a público, dizer que fazem tudo, dividem tudo, inclusive trocam fraldas! Não duvido disso, nos primeiros anos de casamento... depois: "agora tô com sono amor, etc."

Mas, retornando, antes de tudo, um retoque no cabelo, corrobora os laços afetivos que a mulher tem profundamente consigo mesma!

Elas se amam! Se adoram!

É por isso que fazem questão de lutarem simplesmente para de alguma forma estarem em evidência! Seu ego é maior que seu raciocínio! É por isso que quase se matam quando de alguma forma são preteridas por um homem "com sangue nos olhos!"

O seu desejo insano de humilhar o sexo oposto cessa somente, quando esse sexo oposto, possui uma conta na SUÍÇA! Outra no City Bank Novayorquino e um Cartão de Crédito sem limites, para oferecer a sua "amada".

Em linhas gerais, trata-se de p., de grande estilo e o grande paradoxo se torna inexplicável: por que a sociedade critica tanto essas moças que ficam embaixo do Sol ali no Paissandu, Na Sé ou naquele prédio abafado localizado ali em frente ao POUPA TEMPO DA AVENIDA IPIRANGA, lutando para satisfazer a sede de sexo desses trabalhadores fedidos e suarentos, enquanto as outras posam de damas e senhoras sociais?!

Veja-se o exemplo daquela ex-prostituta que casou e assassinou aquele japonês daquela empresa de sopa... qual o nome mesmo?

Infelizmente, para a tristeza das mulheres essa não é uma crônica, baseada simplesmente num momento de frustração por esse ou aquele motivo. Trata-se de um estudo ponderado efetuado ao longo de décadas e décadas de observação e experimentação!

Por que tanto os cabelos?!

É a mais superficial, mais material, mais vulgar valorização, de um ser humano para com a matéria. É o ápice da superficialidade e falta de ponderação!

A mulher, por seu ego, é capaz de casar com um indivíduo somente para chutar seu traseiro depois, para provar simplesmente ter sido: FODEROSA e comentar com as amigas: "viram o que fiz?!"

Tudo chega ao fim! Talvez!

Atingida a idade dos "enta"; (quarenta; cinquenta; sessenta, etc), seu ego desinfla, sua paixão por si próprias e seus cabelos caem por terra e saem à procura de um "príncipe encantado" para compartilhar um mesmo teto, aí fica difícil! Muito difícil e solteironas grande maioria, com seus ralos cabelos tingidos, sua barriga "quebrada' e infelizmente, sem "glamour" e sem amigos... e o pior: VEEEELLLLLHHHHHAAASSSS!, partem para um caminho obscuro em busca da felicidade nem que seja com OUTRA!

CAPÍTULO IX

SE EU NÃO FOSSE BRASILEIRO EU SERIA NEUROCIENTISTA(?!)

Pronto, "pirou!"

O que uma coisa tem a ver com outra?

Existem várias razões para bater nessa tecla repetidas vezes e para um bom entendedor, vírgula é...

A primeira coisa em destaque é a cultura do povo: futebol!

O segundo agravante em palavras é o Carnaval!

A terceira coisa em evidência é o total desinteresse pela Ciência!

Em contrapartida há: o preconceito; a discriminação, o baixo investimento na educação*, proposital, etc.

Além do mais, quando você ouviu falar de um indivíduo oriundo das baixas camadas sociais no Brasil, ter se tornado cientista? Sempre existe exceção à regra, mas, tudo nesse Brasil continental, é feito de caso pensado e não foi por acaso que no passado (sem muitos detalhes), deram abrigo ao "Anjo da Morte" JOSEPH MENGELE (o médico Alemão responsável por aquelas pesquisas bizarras, cuja descrição, o horário é impróprio) conscientemente!

Ainda há outro porém e muito mais grave!

Estados Unidos, um dos países mais racistas, até então,inclusive com exclusividade para a criação daquela SEITA denominada KU KUX KLAN, virou à mesa, quando da nomeação para o Comando do Estado Maior das Forças Armadas (isso lá: Exercito "MP", Marinha e Aeronáutica e outros), do comandante negro COLLIN POWEL.

Mesmo na administração do então polêmico e estático GEORGE W. BUSH (son), foi eleita àquela "gata" (1) para ser a 66ª. Secretaria de Estado dos EUA, estou me referindo a ninguém menos do que Condoleezza Rice, (de 2005 a 2009).

Por fim, o resto da história todo mundo sabe: a eleição e reeleição do presidente afro descendente BARACK OBAMA, para o posto mais importante do mundo (isso sem ser tendencioso), o qual é , comandar a Nação americana!

Quer ver o racismo predominante no Brasil, desde as pequenas até as grandes causas?! Sua consciência o responderá!

Imagine um líder sindical negro! (não "soa" bem, afinal, há muitos interesses em jogo); Um vereador negro! (não dá, há a exposição na TV, ETC.); Um Deputado Federal negro nem pensar! É melhor eleger um palhaço ("Tiririca!") do que a esse indivíduo de "tez" negra! Senador da República!!! Mas, nem que a vaca... Não serve, sem comentário!

Mas espere aí, foi eleito para o cargo máximo, logo abaixo da PRESIDENT(A) (ela gosta assim), para o posto de Presidente do Supremo Tribunal Federal um negro, o Excelentíssimo JOAQUIM BARBOSA, o qual, inclusive, em longa entrevista ao Jornal O ESTADO DE SÃO PAULO, foi taxativo ao afirmar: "FUI DISCRIMINADO, SIM!", o que não quer dizer absolutamente nada, haja vista a quantidade críticas que recebe e o desejo para que desocupe o lugar, para dar acesso a um novo membro... de preferência "claro!"

Diante de tantos "contras", o máximo que eu o poderia ser com muito esforço e dedicação, seria ENFERMEIRO! Deixando em segundo plano... segundo plano uma "ova",

relegando e enterrando

completamente tal anseio e qualquer aspiração nesse sentido de ser aquele que vasculha o encéfalo, em busca de entender os

mistérios da psique e o porquê de existir tanta gente imbecil na face da Terra!

Não existe uma única lei, que foi ou deverá ser aprovada no sentido de favorecer a população das baixas camadas, bem como as das baixas camadas e negras! E mais, uma pequena lei que de alguma forma, beneficiaria essa gente, as COTAS RACIAIS, por exemplo, são alvo de infindáveis críticas, por parte da RAÇA "ARIANA", (entenda-se descendentes de escravos e índios aqui no Brasil '), que acham que o mundo é só deles, as estrelas, os astros e o firmamento e espaço, foram criados para si, seus descendentes e seus filhos!

A barbárie é tal, que um sujeito com "as ventas" (o nariz) maior do que as circunferências de seus dedos polegares juntos, se acham "brancos", porque tem o tom da pele um pouco mais clara e o cabelo ruim, menos crespo! (bah!)

Neurocientista!!! Eu vou é ser baterista e tá muito bom!

(1) Muitos dirão : tinha que ser preto para achar preta bonita... é isso aí, linda, um charme!

- *Astutamente, os políticos desse país, concluíram que povo inteligente questiona; povo que estuda questiona seus direitos; povo instruído é um povo que sabe, portanto, decretaram o fim da DEMOCRACIA, o que seria um governo do povo, pelo povo, para o povo, o qual, a bem da verdade, nunca, nunca existiu!*

CAPÍTULO X

VOCÊ TEM CERTEZA QUE NÃO ATIROU PEDRA NA

CRUZ?!

Eu atirei!

Subentenda-se duas coisas primordialmente!

Trata-se da cruz com o Cristo nela e segundo, suponhando-se acreditar nos efeitos presentes de um castigo pretérito!

Dez anos!

Dez anos não são dez dias; nem dez semanas e nem o muito longo prazo de dez meses!

É uma década completa!

Para ser mais preciso: três mil seiscentos e cinqüenta dias; quatrocentos e oitenta e seis semanas, cento e vinte meses; oitenta e sete mil e seiscentas horas e finalmente, trinta e um milhões cento e quatro mil minutos, atuando como coadjuvante. Não ganhei o Oscar pela interpretação e tampouco fui indicado ao Livro dos Recordes o GUINESS BOOK, por ter suportado "Dona Suspeita"!

"Dona Suspeita?!"

Sim, suspeita de tudo e de todos a sua volta. Todos em torno estão tramando algo contra sua vida, sua reputação ou para algum membro de sua família.

A lista dos seus "suspeitos" é grande, narrá-los todos, é praticamente impossível, mas, <u>depois de mim</u>, eis alguns principais coadjuvantes a tentar algo contra si (em sua "cachola", é claro): o padeiro, o pedreiro, o carteiro, o lixeiro (recuperador de dejetos), o açougueiro, o "bicheiro", o motorista (do ônibus e da lotação), o taxista, o azulejista, o seminarista, o equilibrista, o cartazista, a overloquista, o ortopedista!

O feirante, a cartomante, o comerciante, o elefante, o rinoceronte, o anunciante, o alto falante...

O agricultor, o pesquisar, o beija-flor, o construtor, o doutor, o operador, o selecionador, o empacotador, o computador, o rádio transmissor!

Por suspeitar de tantos ao mesmo tempo, não tem amigos!

E durante DEZ LONGOS anos, fui o seu suspeito favorito: "por que você está rindo? Ta vendo o que? Ta olhando o que? Por que ontem você... Por que hoje você... Por que a semana passada você... Por que? Porque e Porquês?" Se repetiram ao longo dos dias, semanas, meses e anos...

Me caluniou, me repudiou, me amaldiçoou, me estigmatizou, me destratou!

Ao ir ao banheiro, desconfiada, olhava para todos os lados, com medo: de ser furtada, roubada, seqüestrada, violentada, enganada...

Por fim, acredito que para ser assim, ela deve ter sido, num passado distante: comprometida, obstruída, proibida, esteve sem saída e o que é mais lógico, diante desse quadro patológico: fora "abduzida!"(nesse caso, conforme o uso comum da palavra, por extra-terrestres).

A pergunta que não quer calar: como foi possível passar tanto tempo lado a lado, ombreando o mesmo espaço, com alguém que só via (e vê, pois ainda vive) o mal?

A resposta vem com a ultima frase da música de Don McLean: "I don't Know!"

Eu definitivamente, não sei!

CAPÍTULO XI

QUEM NESSA VIDA MALUCA, OUSA OSTENTAR A COROA DA SANIDADE?!

É, pela lógica sabe-se que sanidade, é algo perto de um bom comportamento que um ser humano deve ter para com seu semelhante. Inclusive, consigo mesmo. Estar tranquilo, estar calmo, estar conformado, estar contente, etc.

Levando-se em consideração qualquer uma dessas palavras ao "pé da letra", não é difícil concluir que ninguém nas grandes capitais é normal. O grande problema é que ninguém admite sua insanidade, seu desequilíbrio e sua incapacidade de lidar com problemas de tosa sorte.

Exemplo típico de São Paulo: o transito!

O transito de São Paulo, transforma os mais nobres "cordeiros" em verdadeiros "lobos" e não é sem razão que no rol das estatísticas, é um dos fatores que mais assassina, sem necessariamente estar os carros envolvidos diretamente.

A demora, o calor, a enchente, o congestionamento sem fim, transforma sumariamente boas pessoas em assassinos. O ódio e a raiva que eclode no motorista é algo assim sem paralelo, até sobrenatural eu diria. Mulheres inclusive, que deveriam dar o exemplo de docilidade, nas pistas caóticas de São Paulo, "descem do salto", perdem a compostura, partem para o ataque, agridem, mordem!

Eu não estou teorizando não!

Há algum tempo não dirijo. Ando nesses ônibus e lotações "maravilhosos" que é o transporte público paulista... brasileiro. Mas, na somatória geral, dos ganhos e dos prejuízos, estou no lucro. Eu já fazia parte desses exército de alucinados que quando sentados atrás de um volante, querem matar, ultrapassar, destruir!

O mundo, não é lugar, infelizmente de pessoas sensatas!

Como assim não é dirão uns? Por que não? Argumentarão outros tantos. Eu, no entanto, sou inflexível nesse aspecto: o mundo não é um lugar de pessoas normais. Por isso, aqueles que se sentem bastante tranquilos com aquilo que tem, com aquilo que espera, com aquilo que anseia, sem imaginar que possa existir algo melhor alhures... eu lastimo, mas, a loucura atingiu seu ponto máximo nessa mente!

Não obstante todas dificuldades da vida, todas as dificuldades pessoais de cada um, ainda como "recompensa" diária sei lá por que, ainda temos que suportar outros malucos, que além de não dar conta dos seus problemas, ainda se tornam um problema para os outros. E em seu obtuso ponto de vista, sei La por qual motivo, acham que outras pessoas, são obrigadas a tolerar seus desatinos, seus complexos, seus traumas, seu ódio, etc. Eu, sendo um sujeito normal... bem, relativamente, fui obrigado a me desdobrar dia após dia suportar esse ser. Não bastasse meus próprios problemas. Não fosse o suficiente as minhas próprias loucuras.

Ninguém nesse mundo, embora muitos não pensem assim, tem poder e direito de ostentar essa pretensa coroa de sanidade: ou peca pelos desatinos ou peca pelo ego!

Não bastando mais nada para tornar esse mundo um paraíso às avessas, aí vem o uso exagerado de bebida, as drogas, psicotrópicos, etc. Quem aguenta isso?! O cérebro humano, por si só já é confuso, não o bastasse, intucham-lhe cachaça, whisky, cerveja... aí o "serviço" está

completo.

Se normalmente, os seres humanos

já são completamente desequilibrados, irascíveis,

estúpidos, incoerentes... quiçá "turbinado" sob os

vapores do álcool...

CAPÍTULO XII

ALGUMAS ATITUDES INDIVIDUAIS SOMADAS...

Exibem tudo que uma pessoa, junto com outros tantos milhares pensam, a respeito de um ato, maneira de agir, de se trajar,se comportar e coisas do tipo!

No alto de minha experiência, acreditei sinceramente que morreria e já teria visto tudo! Ledo engano. Não vi nada ainda e pelo "andar da carruagem" muita coisa ainda hei de ver e vivenciar e ter que tolerar e ter que achar lindho!

Imagine, por exemplo, hoje em dia, aqui em São Paulo, indivíduos aparecerem na Praça da Sé, centro da Capital Paulista, arrastando uma pobre cabra, ou um cordeiro branco. Em seguida outro indivíduo, sem titubear, passa uma lâmina afiada na garganta do indefeso quadrúpede, apara seu sangue num vasilhame e oferece aos deus do Olimpo! Não é chocante? Você aceitaria uma atitude assim passivamente?

Você aceitaria que um Presidente, um Rei, um Imperador, por exemplo, trocasse sua guarda pretoriana (pessoal, de elite), por um monte de bailarinos fantasiados? Se disser que sim, está mentindo!

Então por bem ou por mal, as atitudes de um povo em uma determinada época, quando amplamente estudado, pesquisado e descoberto, muitas vezes é elogiado, mas, no mais das vezes, é temido, desprezado, repudiado e esquecido!

Há sobre os Maias, diversas especulações, que fizerem isso, inventaram aquilo ou outro, etc. Mas, sabe-se perfeitamente, qual era a real predisposição daquele povo e daquela gente: sacrificar jovens, crianças, etc. sob o tão usado pretexto de acalmar os ânimos dos deuses. Pelo visto, no caso deles, não funcionou muito bem, assim como não funcionou as atitudes extremistas dos habitantes de Pompéia, quando Vesúvio eclodiu e riscou esta cidade e a outra um pouco desconhecida chamada HERCULANUM!

O próprio filósofo Platão, andou especulando muito sobre a cidade desaparecida ATLÂNDIDA. O por que de seu início como viviam seus habitantes e por que foram literalmente "varridos" do mapa.

Para quem desacreditou do Filósofo, pesquisas atuais levadas à cabo pela Arqueologia moderna, de fato descobriu o que poderia ser sim, sob determinado trecho do oceano, o que poderia ser ruínas da destruída cidade!

O tempo tem provado que "o que é bom sempre fica!"

O que não presta os homens fazem questão de sequer mencionar. Procura esquecer, procurar apagar da história da humanidade!

É o caso, por exemplo, do REICH nazista, seus defensores, suas "estrelas', seus enaltecedores. O que sobrou deles alem das ruínas e um monte de fanáticos ainda espalhados pelo mundo?

Sobrou algo sim: uma péssima lembrança de como um ser humano (ou seres humanos) não devem se comportar. Afinal ficou o exemplo!

Será que o atual presidente da RÚSSIA, Vladmir Putim, vai seguir? Ou melhor, será que ele vai entender que atitudes déspotas, sempre disparam tiro pela culatra? (s.f. Bloco de aço móvel que fecha a parte traseira do cano de uma arma de fogo.)

Atitudes extremas, é verdade, mas, no comportamento individual das pessoas de determinada época, em determinado país, pode ser execrado por outra geração do mesmo país, abominada ou ridicularizada em outro país em outra época1

Costume de alguns países do Oriente (e ainda muito se conserva) é a tal da circuncisão masculina. Na índia, ainda persiste, inclusive a feminina!

Porém, no Egito onde era muito comum, na época dos Faraós, Rainhas e etc., os homens pintarem os olhos, usarem dois brincos, além do corpo adornado com joias, já não é tão comum. Ao passo que no Brasil, por exemplo, a prática do uso dos brincos, tornou-se muito comum também.

E também virou modismo, uma verdadeira epidemia eu diria, as mulheres e os homens se tatuarem!

Como o Brasil, é um país sem muito histórico de cultura, determinada atitude demonstra simplesmente EXIBICIONISMO!

A necessidade de aparecer, de se mostrar para o semelhante, para mostrar que se é diferente, é preciso fazer algo que "faça" a diferença! A tatuagem surgiu como última opção para se mostrar para toda uma população!

Quando muito "modestos", os mais discretos exibicionistas, fazem pequenas tatuagens em locais reservados. Outros no entanto, são completamente escrachados e fazem questão de pintar o corpo inteiro como maneira de se diferenciar dos demais!

Eu não vou julgar e nem condenar ninguém!

Cada um faz o que quiser com sua vida, cada um pinte do que quiser e como quiser o "patrimônio" que tem emprestado que é seu corpo!

Porém, existe outras maneiras de se aparecer: pintando uma obra de arte, defendendo o direito dos fracos, sendo o mais coerente no local de trabalho de estudo, respeitando as atitudes dos colegas e do semelhante; estudando música, tentando ser mais humilde, etc.

Ou acima de tudo, tentando ser o melhor em tudo aquilo que se faz. São atitudes que os humanos costumam elogiar e destinar algum destaque!

Tatuar o corpo inteiro, inclusive as genitálias, colocar chifre, pircens em diversas partes , etc., não torna um homem e nem uma mulher melhores para merecerem melhores destaques. E não tenha dúvida, passado alguns anos a próxima geração estupefata, vai olhar para atitudes "parecidas" e horrorizada pronunciar: "era assim que se comportava os nossos ancestrais!"

CAPÍTULO XIII

QUER MAIOR LOUCURA QUE ESTA:

NINGUÉM CONHECE
NINGUÉM!

Isso fica bastante evidente, quando famílias a fim de justificar o comportamento bizarro de um filho ou de uma filha, usa daqueles velhos argumentos: "conhecendo ele (a) como eu conheço, sei perfeitamente que seria incapaz de ter agido dessa ou daquela maneira! Eu sei que meu primo, pai, mãe, sobrinho, sobrinha, irmã... JAMAIS seria capaz de fazer aquilo! Não! Isso não!"

Mas, quem conhece o íntimo de cada um?

Quem sabe o que se passa no mundo interno do outro?

Ninguém, além da própria pessoa pode responder essas perguntas. Todo o resto, é especulação!

Para mera e secundária ilustração, cito abaixo um caso peculiar (porém não muito).

Uma jovem recém chegada do interior (de um outro pais) querendo curtir uma cidade grande, depois de se engajar em diversas "baladas" noturnas, desaparece misteriosamente!

Seus amigos, seus parentes, seus conhecidos, foram unânimes em afirmar: "fulana, jamais desaparecia sem avisar! Jamais se envolveria com pessoas estranhas! Jamais se "misturaria" com desconhecido(s)! Era muito segura de si; era muito íntegra, muito consciente, blá, blá, blá!"

Tudo "conversa fiada". Partindo do pressuposto que todos somos seres humanos, estamos mais propícios a enveredarmos pelo caminho mais ...emocionante (para não falar perigoso) do que pelo bom caminho! É a tendência natural dos seres humanos: novas curiosidades! Quem se achar diferente e realmente o for, parabéns!

Voltando ao caso da moça "decente", foi vista pelas câmeras de segurança, tanto da boate onde estava e até em câmeras externas, se divertindo a valer, antes do fatídico desaparecimento, com dois sujeitos desconhecidos e mais tarde, filmados, saindo TODOS juntos, aparentemente, muitíssimos satisfeitos. Para onde foram?!

A família, é claro, criou uma super teoria da conspiração para justificar semelhante comportamento: "fora embedada, estilo a frase da música dos RAMONES : 'Sombody put something in my drink!'. Depois aventaram ter sido a pobre moça, drogada, antes de ser conduzida a força para dentro do carro de um dos moços e despachada em algum lugar ermo, na mata, no deserto, etc."

Infelizmente, essa bendita tecnologia, de filmagem, desmentiu toda a "boa farsa", montada pela sofredora família, para

resguardar o home de sua familiar e infelizmente,
fez cair por terra a ideia deles, de enviar o nome
da desaparecida, para o Vaticano, para tentar uma
antecipada canonização, diante de tanta bondade,
desprendimento, oferecimento (isso com certeza),
apregoado pela senhorita desaparecida!

Por fim, algum tempo depois,
aconteceu o que todo mundo já sabia, mas, não
admitia: encontrou-se o cadáver da donzela!
(menos um pouco, é verdade!)

Ou melhor dizendo: encontram o
que sobrou dele: somente os ossos, ostentando,
em um deles (no que outrora fora um braço) seu
relógio de pulso, prova para familiares e amigos
irrefutável no reconhecimento do esqueleto!

No intuito de defender, muitas vezes a família se recusa saber da realidade. Se recusa a aceitar a verdade que seu ente querido, andava "pisando na bola", durante todo tempo, o tempo todo.

Voltando a moça, eis o que aconteceu (minha teoria): sedenta de emoção, dispensou a amiga, continuou bebendo com dois desconhecidos e já bem "alta", pensou naquilo que poucas mulheres pensam: "sexo selvagem... e a três". Concluindo, no mais profundo de seu imaculado ser: "é hoje!" No meio da loucura toda, houve algum incidente, a desgraçada se feriu e os dois "malas" para tentar se safar, sufocaram-na e resolveram jogar o corpo em algum lugar. Afinal de contas (isso é a fria realidade): uma moça, no entendimento deles, que sai de madrugada, com dois homens desconhecidos, para fazer sexo a três, não devia ter ninguém que se importasse consigo e nem notasse sua falta. Ledo engano.

A família se importava e muito. Porém, jamais admitiriam que aquela menina delicada, meiga, doce... (como choraram as pitangas em suas manifestações), não passava (que me perdoem as prostitutas) de uma tremenda "piranha!"

Ninguém é capaz de descobrir o que se passa na mente de outrem, tenham entre si, o relacionamento mais estreito e mais sincero que se possa imaginar. E quando tudo isso, ainda é mesclado com droga... aí a desgraça e o

desconhecimento é completo!

CAPÍTULO XIV

NO RANKING DOS DESEQUILIBRADOS E POSSESSOS CONTINUA LIDERANDO...

No mundo se acostumou ao fato.

Toda vez que se fala em alguém maldoso, fanático, prepotente, arrogante, preconceituoso, orgulhoso, etc., o ditador alemão continua sempre "nas paradas!"

Não sei por que...

Uma vez que existe pessoas, no poder ou fora dele, que age exatamente da mesma forma, sem no entanto, ser sequer mencionado ou execrado pela humanidade!

Antes que seja muito mal interpretado, quero deixar claro meu repúdio por aquele homem e suas atitudes controversas, mas, STALIN, por exemplo, da RUSSIA, foi tanto quanto ou muito pior que o outro, pois ainda por cima era odiado por seu próprio povo, entretanto, é muito pouco citado e amaldiçoado por todos os povos!

Saindo do campo do "ranking" dos maldosos e entrando na "vala comum" de todos os seres, quantos Stalins por aí afora e quantos Hitlers?!

O outro russo, para completar, ainda foi ladrão vulgar, depois se especializou e virou ladrão de banco. Em outras palavras, não tinha classe, era um grosseiro, astuto, controverso, maldoso, ditador e louco também. No entanto, a história tem até um certo "respeito" por sua memória, o que é um contrasenso!

Um dos maiores erros do ditador alemão, foi "deixar a coisa correr!"

Outorgou poder demasiado aos seus generais, acreditando que os erros que cometessem recairiam sobre eles mesmos o que foi um grande engano. Uma vez no comando, as "más ações" (para não falar: as porcarias) que fizeram seus subordinados, respingaram diretamente nele e a história, nesse aspecto, é completamente implacável!

Cada vez que se falar em um ditador, enquanto a humanidade existir, ele será "a bola da vez!"

No entanto, a humanidade em si, salvo raras exceções, um ou outro, não se contaminaria com o poder. No entanto, basta um desgraçado tropeçar para que o mundo todo o amaldiçoe para todo sempre...

Só aqui no Brasil que um presidente, responsável pela Nação, por todas as atitudes de seus Ministros, no tocante a agenda oficial (e extra oficial também), alega ter sabido de nada no que tange a corrupção que condenou outros tantos e todo o país acredita e todo o país silencia e ele ainda posou e posa ainda de herói!

Em outras palavras: lá fora, na Europa, principalmente os outros aprontaram e toda a culpa recaiu nos ombros do maioral entre eles. Aqui, a culpa recaiu sobre eles mesmos, embora todo mundo sabe: a população, os juízes, os membros do ministério público, que ele não foi, não é e nunca será inocente e deveria muito mais explicação, uma vez que foi pobre e operário, em outros termos: um traidor da confiança em si depositada, principalmente pelos mais carentes!

Enganou até o presidente dos E.U.A. Não Obama: "This is don't man, not! Sorry Mr.!"

CAPÍTULO XV

A SAGA DOS

PASTORES!

"pastores... que não de ovelhas nem cabras!"(antes fosse)

Sempre desejei fazer uma homenagem a essa classe laboriosa denominada pastores evangélicos, tão preocupados em aliviar o fardo dos semelhantes. Principalmente no que tange a bens materiais, mesmo porque nas escrituras está escrito: "é mais fácil um camelo passar pelo fundo de uma agulha do que um rico entrar no reino do céu!"

Preocupados com seus semelhantes e certo que ocuparão lugar no céu e todo o restante da humanidade está fora dele, eles, "humanamente", a todo custo, tentam aliviar o fardo dos pecadores. Tentando facilitar (como dito anteriormente) a ida mais rápida e com garantia para o reino de Deus. Dessa forma, aliviam o próximo de: dólares, euros, casas (esse é um ponto crucial, se o sujeito(a) vai morar no céu para que casa na Terra?), carros, etc. Em última instancia, não tendo nada que o substitua, os homens de

Deus, aceitam a moeda nacional. Nesse caso, pode ser pago em REAL.

Logicamente, tudo tem a ver com o poder aquisitivo do povo, logicamente em locais mais afastados o Euro, o Dólar, a Libra, a Peceta, pode ser substituídos humildemente por : cabras, galinhas, porcos, tecido. Mas, o mais importante e isso os pastores pregam veementemente tem que ser dado de coração. Por que? Porque se não surte efeito, porém, de qualquer maneira doe mesmo. Em último caso, de mal vontade mesmo. Afinal, os pastores não são de ferro, para recusarem uma generosa contribuição em espécie, um iate, uma Mercedes, uma Ferrari. Não, nesse caso pode dar de boa vontade mesmo, eles aceitam!

Sempre desejei fazer uma homenagem a esses homens "trabalhadores do senhor" (não se sabe qual senhor, é claro, pois JESUS não cobrou nada de ninguém e ainda falou: daí de graça o que de graça recebestes), que tanto tem feito pelo progresso... de todos os pastores!

Entre esses todos, existe um, que é exatamente, o retrato da bondade e da benevolência para com "todos", o "apóstolo" V.S.O., esse é o retrato de todos seus pares. Hoje, extremamente caridoso, possui milhares de cabeças de gados em suas fazendas, mas, seu instinto nobre, não permite qualquer doação desses animais(?!) Não eles podem sofrer maus tratos, portanto, não podem servir que outra refeição, senão suas churrascadas de finais de semana!

Humilde, gente, muito humilde!

Foi acusado de viajar de JATO particular! Isso é impossível! Um homem de Deus só pode viajar de jato particular se for para almoçar e jantar todos os dias, exceto, sábados e domingos. Com muita propriedade e verdade se defendeu, afinal o "missionário" tem apenas 10 tecos tecos em sua fazenda, que cruza apenas dois Estados. E quanto a Jesus que não tinha nenhum burro para andar e o próprio jegue que entrou em Jerusalém para anunciar a boa nova e sua vinda era emprestado de um amigo de discípulo, o que dizer?!

Entendi, preferem desconversar... tá

certo!

Pastores evangélicos, mas, poderiam também serem chamados de vendedores ambulantes, pois, a simplicidade que usam para vender seus produtos: livros, apetrechos, bugigangas, etc., é impressionante. Mas, o que mais me impressiona é ver tanta gente crédula, se deixando levar como se esses homens fossem realmente capazes de converter, de salvar, de redimir a humanidade de seus pecados, onde eles mesmos estão afundados até o pescoço neles: ambição, egoísmo, materialismo, narcisismo, orgulho... é tudo que sobejam em suas atitudes, infelizmente corroborada pelos fies, pelos canais de televisão, pela imprensa e enfim, pelo silêncio de todos!

A não ser que Deus houvesse mudado e ao invés de mandar para converter novamente seus filhos profetas e apóstolos diferentes de: Jesus, Sócrates, João (o Evangelista), João (o Batista), Moisés, Francisco de Assis, Gandhi a própria Me. Teresa, José do Egito, etc., e os substituído por: David Miranda, Valdemiro Santiago, RR Soares e Edir Macedo...

Muito improvável!

Os valores humanos e mundanos se metamorfoseiam com o passar do tempo, mas, os valores Divinos, não mudaram, não mudam e jamais mudarão. Continuam os mesmos, de modos que é forço concluir: IMPOSTORES! É o que são: IMPOSTORES!

CAPÍTULO XVI

PORQUE O EGOISMO ANTECEDE A LOUCURA?!

Longe de tentar explicar muitas coisas e dar minha opinião como certa, existe verdadeiras elucidações que somente um estudo verdadeiramente aprofundado, seja no âmbito extrassensorial e mesmo espiritual, podem dar uma ideia de como fazer para começar-se entender algo sobre o porquê de tanto egoísmo; algo em relação ao início da loucura. Da loucura propriamente dita. (Loucura propriamente dita?!)

Loucura propriamente dita é aquela onde o sujeito, perdeu completamente a noção de si mesmo ou do semelhante, a vida perdeu o seu brilho, o seu olhar também, as pessoas não lhe causam mais emoções, bens materiais não lhe dizem mais respeito e comumente falando, dinheiro para si é como papel velho, rasga sem pestanejar. Esse, (por favor, com todo respeito a essas nobres criaturas)é o flagelo da humanidade. É a maior punição infligida ao homem, depois do câncer terminal e da AIDS!

Nada mais diz respeito. Nada mais importa: nem arte, nem música, nem literatura, nem amor, nem poesia, nem a natureza, nem os rios, nem os mares, nem as praias nem as mulheres e suas belas... formas... Nada! Nada! É o fim!

Olhe em torno!

Você e eu conhecemos nitidamente pessoas, que não se cuidarem poderão enveredar nesse caminho e, para ser sincero, preciso tomar cuidado comigo mesmo, no entanto, vou falar dos outros. Observe em torno, avalie o comportamento de certas pessoas: egoístas, só pensam em si, não dividem nada, não levam em consideração o esforço do semelhante, não tem pena do próximo, não se sensibiliza com a velhice desamparada nem com as crianças carentes, nem com aquele que tombou preso para garantir o sustento de sua família em uma escolha maldita, etc, etc.

Olhe em volta, veja quantos!

Não vou citar nomes, porém, veja esse pequeno caso: um indivíduo, investido de uma função pública, "extorquia" junto com outros tantos, um deles, o mais pobre, caiu preso. Esse outro indivíduo, querendo preservar sua "boa imagem" e aquele pobre diabo, deixando serviço pendente (serviço mesmo, trabalho, pois investem função pública), dentro da cela recebe a notícia, que está sendo cobrado, por seu antigo   superior, por ter deixado providencias pendentes em alguns documentos e ele tinha que resolver... como?!

Cego pelo egoísmo, pela vaidade, pela ambição, pensando somente em si, sem sequer PENSAR um pouco na DESGRAÇA que invadiu a vida do outro infeliz, ainda lhe cobra por trabalho que deixou de cumprir fora da cadeia. Pode?!

Conclusão: caso isolado, este, porém, existe milhares parecidos e outros tantos semelhantes e outros iguais, mas, sempre motivados por esse maldito egoísmo, ou seja, a "arte" cínica do sujeito pensar somente em si próprio e em mais ninguém. Quando muito, pensa num filho, num familiar muito próximo e só. O resto da humanidade que se dane. Mas, há o retorno da vida! Há a volta das leis naturais! Incrivelmente justas essas leis para àqueles que procuram se inteirar um pouco mais e observar atentamente, não deixa ninguém passar impune, embora aparentemente, pareça o mal prosperar!

Assim, quando vemos, esses sujeitos perdidos pelas ruas, mal trapilhos, imundos, falando coisas desconexas, comportamento bizarro, ou andarilhos, devemos exercer o amor, mas, conscientes de que algo essas criaturas fizeram que as transformou em "Frankensteins!" Mas, por nossa vez, para não sermos recepcionados com o peso das mesmas leis

(QUE NÃO AS HUMANAS), melhor é fazer algo, desde que esteja em nosso alcance!

Por outro lado, pode haver o reverso da moeda.

Sim, pessoas boas, que devido a pressão social, familiar, profissional, etc., exercida sobre si mesmos, perderam de vez a "razão" e piraram por causa de outrem. Tanto pior, para esses que deram causa a isso. Tanto pior, que as leis que transformaram o outro em celerado, vai vir com muita mais força para cobrar semelhante pecado, do ocasionador.

No entanto, os fatos falam claramente por si só. Existem pessoas que por mais que se fale, por mais que se diga algo em prol de seu caráter em benefício de suas vidas, não acreditam. Preferem pagar o preço de sentir na própria pele o drama ao invés de aprender com maravilhosos e salutares conselhos. O profeta Isaias falou sobe (e não vou repetir), mas, por exemplo, é possível imaginar que Calígula, o "tarado" Imperador romano, foi orientado por LUCIO ANNEO SÊNECA ?! Foi. E o que aprendeu? Nada!

E mais, para corroborar a derrocada do sábio Espanhol, Messallina, mulher de Claudio (a maior p., de Roma, apesar de integrar diretamente a corte), acusou Sêneca de "adultério" e o baniu para o exterior. De volta do exílio, chamado por Agripina (a nova mulher de Claudio, Imperador), teve a "honra" de integrar a nova realeza e ser tutor e orientador, daquele que um dia lhe daria uma "grande premio pelos serviços prestados": condenação a morte. Ninguém mais, ninguém menos do que L. DOMITIUS, conhecido como o temido e controverso, NERO.

Resumo da ópera: não basta que milagres aconteçam em plena luz do dia, via satélite, para que todos vejam, haverá sempre aqueles que não vão acreditar. Em outras palavras: não é possível convencer a todos da verdadeira necessidade da eliminação do egoísmo, eles não vão acreditar, mesmo quando se falar: "esse egoísmo pode lhe conduzir a loucura! Cuidado para que isso não lhe suba a cabeça!" O que vão fazer?

Dar de ombros como... SE NÃO HOUVESSE UM AMANHÃ... mas, infelizmente (para eles) há sim, um novo dia. Como será esse novo dia? Muito simples. Será exatamente igual àquele semelhante. Muito melhor se houve algum aprendizado no que tange ao auxilio, respeito, amor, etc., e muitíssimo desagradável para aqueles que desdenharam do poder da simplicidade e afeto pelo bem.

OBs: Uma breve explicação. Como é possível imaginar que uma pessoa aparentemente normal, leitora assídua de diversos livros, perspicaz até eu diria, do nada, repentinamente, me surpreende com uma colocação absurda sobre a morte de um amigo seu ocorrida a alguns dias atrás. Por que? Porque de tanto ele me falar dele, acabou criando (em sua cabeça) uma espécie de vínculo de amizade entre nós, razão pela qual me surpreendeu com semelhante notícia, acreditando que causar alguma espécie de impacto. (Bom, acredito eu, mas, ele é "normal!").

CAPÍTULO XVII

VOCÊ NÃO FAZ IDÉIA O QUE ACONTECEU...

O "barba", aquele "grande sujeito", morreu!

Mas, há uma pequena confusão: eu nunca vi o cidadão!

Estava tranquilamente, em meu local de trabalho, quando ali adentrou um colega o qual consternado falou: "o barba morreu!"

Olhei para ele e para não falar: "morreu é?!" Optei por dizer: "o barba morreu?!"

Nunca vi o "barba" na minha vida. Não sei se era gordo, magro, homem de bem, homem de mal, honesto, desonesto mas, o que sei foi que morreu...

Qual a impressão que fica?

A impressão é que sou frio e calculista, por não sentir a morte do "barba", mas, imagine você, na tranquilidade de seu lar, ser alertado por um vizinho seu, vindo lhe avisar que seu "José" morreu!

A primeira pergunta que surge, não é a vulgarmente conhecida: "nossa, qual a causa?" E sim: "tá, mas quem é o seu José?" Não é assim?!

O ser humano é assim!

O "barba" fora importante, e isso com certeza, na vida do meu colega desavisado de trabalho, mas, para mim que não o conheço... Deus o tenha!

A morte, com certeza causa impacto muito forte nas pessoas. Mas, geralmente nas pessoas onde o círculo de amizade do falecido, teve interação. Com efeito, por mais fingido que o sujeito seja, por mais solidário que pareça, é difícil sentir qualquer emoção pela morte de alguém que não se conhece, além dos lastimos comuns outorgados aos desconhecidos!

Barbudo por barbudo, o OSAMA BIN LADEN, também o era, e acredito que somente sua mãe (se viva à época); seu pai (se vivo à época), sentiram de verdade sua morte!

Agora imagine alguém chegasse para você e dissesse: "o OSAMA morreu!

Qual seria a maior emoção que partiria de seus sentimentos fúnebres em relação a esse fato, por exemplo? No máximo: "morreu é?"

Isso servirá também para mim, quando minha morte for anunciada àqueles que nunca me terão visto mais magro, quando disserem para outrem: "você sabia que aquele sujeito que escrevia bobagens, geralmente, metendo o pau nos políticos morreu?" E o "outrem" saboreando uma xícara de café (ou de chá), responderá entusiasticamente: "morreu é?"

CAPÍTULO XVIII

<u>CÃES, GATOS E CRIANÇAS...</u>

Perpendicularmente, ao longo dessa Av. denominada, D.C.S., durante anos, no extremo norte da Zona Norte, foi-se assentando, espécies de moradias singulares, cuja distancia métrica da via pública, não vai além de 1,5 metros de distancia. É assustador, imaginar que um passo além, pode-se literalmente ir para o além, mas, é assim que essa gente vive!

Mas adiante, ainda nas laterais adjacentes, é possível observar as "novas" construções, surgidas concomitantemente com o novo bairro Jd. Paraná, Jardim daquilo, jardim disso e assim sucessivamente. Uma espécie de paredão de pequenas casas se espalham por sobre os morros, que um dia foram, belas árvores, sobre superfície irregular...

Centenas, milhares? Talvez!

Numa olhada rápida, poderia sim, ficar-se em dúvida em saber por onde que as

pessoas entram e por onde essas mesmas saem! Tamanha aglomeração de portas, janelas, telhados, etc.

Felizes em seus afazeres, como formigas, trabalham incansavelmente a fim de manter o seu sustento e da família!

Porém, é quando se fixa um olhar mais perscrutador, que pode se observar uma quantidade imensa de cães e gatos vagando pelas ruas, assim como crianças e mais crianças, sem os devidos cuidados e educação dedicados a si próprios, deslocam-se como se já fossem donos de si mesmos... mas, mesmo aqui, vendo esse quadro desolador de pessoas, animais, etc., não é tão ruim assim(?!)

Isso tudo, perto dos fundões da Leste e da Sul, é um paraíso!

Mas, é exatamente nesse ponto que o Brasil, São Paulo, particularmente, se compara necessariamente aos países SUB-DESENVOLVIDOS da África... é sim, aquela velha historia, da péssima distribuição de renda, bla, bla, bla...

No entanto, para não chover no molhado e entrando no ponto que mais interessa, aqui parece sim, o HAITI, onde, por exemplo, existe uma mansão, construída com todo requinte e cuidado, ao lado de um barracão, onde crianças, barrigudas (barrigas vermífugas) morrem à mingua, enquanto empresários, desfilam indiferentes, em seus carrões!

O Brasil, também é assim!

Deve-se sim, defender os gatos, como eu já o fiz!

Deve-se sim, defender os cães, como eu também já o fiz!

Mas, essas crianças pobres do JD. Robru, Paraná, e etc., precisam de uma atenção especial, tendo em vista todo o arsenal de comprometimento negativo, vindos do seio da sociedade, de onde deveriam colher exemplos dignos!

Essa espécie de amor, tem que partir de pessoas comprometidas com o social. Ou seja, de um ser humano normal, que não se omita em estender a mão ao próximo e... E NEM SE COMPRAZA COM O SACRIFÍCIO ANIMAL COMO OS CIENTISTAS DO INSTITUTO ROYAL...

CAPÍTULO XIX

QUER VERDADEIRAMENTE FAZER A DIFERENÇA?!

Não faz porque não quer é a coisa mais fácil do mundo!

Quer ser diferente, fazer todos rirem quando contar uma piada sem graça, impressionar quando falar de seu partido político, do seu time do coração e de sua infância?

Quer influenciar gerações, ter o nome indicado para o Prêmio Nobel, para a ABL ?(assim como foi o Paulo Coelho e José Sarney, este último com um único livro, indicado por uma plateia seleta: filhos e netos e genros!)

Quer ser verdadeiramente respeitado, temido, reconhecido e elogiado?

Quer ser convidado para jantares na alta sociedade, principalmente fora do Brasil, Estados Unidos, Europa e Emirados Árabes?

É muito mais fácil do que você possa imaginar e nem sabe como!

Quer ser um símbolo sexual, ser marco de destaque entre a justiça e a moral, ser amigo de presidentes, primeiros ministros e governadores e não encontrar uma única porta fechada?

Enfim, quer ser o bom?

Exemplo máximo para a população e para o mundo?

Quer conquistar uma multidão de fãs em todo o planeta capazes de darem a vida para verem você feliz, como acontece com esses inúmeros rapazes e moçoilas fanáticos?

Quer verdadeiramente fazer a diferença? Você consegue!

Quer causar boa impressão em tudo? Inspiração para todos, a ponto de desejarem lhe tocar para adquirirem uma dessas "parcelas" de benesses, que lhe coroou a vida?

Em suma, quer ter seu ego acariciado, massageado e viver numa atmosfera de paz, sendo olhado como se fosse o salvador da pátria ou o condutor dos povos?

Quer , Então? Eis então as duas opções para atingir esse objetivo!

Uma delas tem que ser de cara descartada, uma vez que a maioria das pessoas que adquirem raciocínio, não podem mais serem JOGADORES famosos de futebol, fecharem contrato e ganharem dinheiro em quantidade, assim como as águas dos oceanos!

A outra, num entanto, é perfeitamente plausível: bastante ganhar os DUZENTOS MILHÕES NA LOTERIA, que tudo em sua vida vai mudar pra melhor!!!

Seus defeitos, nunca mais serão percebidos!

Seus dons (medíocres) serão enaltecidos e multiplicados, nunca mais falarão mal de você!

Quanto mais aumentar seu patrimônio, mais o "amor" e o respeito que as pessoas tem por si, aumentarão concomitantemente!

Porém, tropeçou e perdeu... tudo volta a ser como antes: dor de cabeça, críticas, desrespeito, injúria, falsidade, falsos amigos, traições e os inevitáveis abandonos e preconceitos. Veja-se o recente caso do ex milionário e ainda rico, EIKE BATISTA, o qual chegou a fazer parte da revista dos milionários, acabou também sendo capa de uma outra revista americana, cuja chamada de capa era a seguinte:

"How to lose two hundred billion dollars in a year!" Ou seja: "como perder duzentos bilhões de dólares em um ano!" Satirizando a desgraça alheia! Não que eu seja simpatizante, inclusive, desde a morte daquele ciclista, etc...

Mas, no geral as coisas não funcionam dessa maneira: enriqueceu! Então rejuvenesceu e todo mundo será seu amigo!" E as mulheres! Ah! As mulheres, nunca mais o abandonarão! Haja paixão! Até o último tostão!

CAPÍTULO XX

A ARROGANCIA DOS PROGENITORES

DE PARTE DA CIENCIA PSIQUICA!

A contribuição de alguns homens, chamados , de "ciência" do passado, é inegável, mas, na somatória geral, aglutina-se dois problemas: o primeiro é acreditarem que eram mais especiais do que realmente eram e o segundo é darem-se-lhes mais nome e "status" do que realmente mereciam e merecem!"

Um deles conseguiu explicar a origem das espécies vivas, animais e etc. Vivesse um pouco mais, explicaria exatamente o dia, o ano, a hora, os segundos , quando surgiu a vida na Terra e dessem-lhe um pouco mais de tempo ainda, explicaria a origem do Universo, assim como "sabiamente", o fez Carl Seigan e corroborado pelo homem da cadeira de rodas, o Stephen Hawpkins, sobre a origem repentina de tudo que existe!

A impressão que dá, quando se pensa friamente a respeito é que o sujeito, um dia, acordou inspirado e olhando para o espaço ou para a praia, ou para o mar e pensou... acho que aconteceu assim, acho que foi desse forma, acho que foi daquela outra forma e um bando de crentes, "dormindo em seus barulhos", abraçaram a ideia e ratificaram a causa: "é, é, deve ter sido assim mesmo!"

Então, um dia Carl Gustav Jung, acordou inspirado e do nada veio com aquela ideia brilhante, apoiada hoje em dia pelos frequentadores de sua "escola" teórica, inclusive, pós-graduados da USP, da Federal e outras Internacionais, do tal do INCONSCIENTE COLETIVO. E justamente ele, que havia entrado em controvérsia sobre vida espiritual com seu mestre materialista SIGMUND FREU (o pai... tá, tá todo mundo sabe), quando este último defendia entusiasticamente sua crença em coisa alguma e enfatizava a importância do materialismo.

Me surpreendeu sobremaneira, essa atitude abrupta e sem muito sentido!

A qual, eu entendo da seguinte maneira: a forma mais difícil de explicar a coisa relativamente fácil. Assim como a teoria "matematicamente" comprovada (eu disse matematicamente e não fisicamente) do Einstein "que a menor distancia entre dois pontos é uma curva e não uma reta(?!)" Esta última teoria, muito mais fácil de ser explicada: devido a curvatura espacial em movimento continuo através dos seixos intergalácticos, rodeando (sem atingir), os buracos negros e brancos, na perspectiva do efeito doper, levando-se em consideração principalmente a elíptica das ordens sui gêneris, em formação as leis de atração e repulsão, comumente conhecidas como centrípeta e centrífuga, também responsáveis pela atração dos corpos para o centro de gravidade e construção dos planetas, convencionou-se entender como curvatura no espaço, entenderam? Não é simples?

Não sei porque tanta dificuldade em entender fenômenos tão simples, olha aí os sábios prontos para explicarem detalhe por detalhe, que o diga FREUD que explicava ABSOLUTAMENTE

TUDO: um indivíduo com tendência sexual x, ou mesmo tendência sexual y, ou z, só atingiu tal estado de comportamento porque sua mãe, na infância, o cerceou de mamar em seu peito, provocando uma eclosão cerebral, em seu íntimo, fazendo com que seu desejo reprimido de mamar, o fizesse o celerado mental em busca de se satisfazer, roubando o que sua mãe o proibiu gritando, ou impedindo ou mesmo falando. Muito simples, por essa razão, ele (ela) sofre de grande depressão (?!)

Há ainda outros mistérios inexplicáveis, mas, com a ajuda do FREUD é muito simples de desmistificar a atitude complexa: um indivíduo olha para uma mulher com desejo sexual o que é isso?! Freud explica: isso trata-se de uma carência afetiva em ambiente amniótico (ambiente amniótico?), sim quando ainda estava no ventre da mãe, essa criatura, (essa , a mãe dele), foi possuída de extrema raiva do marido porque em determinada noite, ele se recusou a cortar um cutícula de seu dedo mínimo que a incomodava sobremaneira, fazendo-a 'delirar' e chorar de desgosto e então, esse ódio irrefletido, foi ter em seu centros nervosos, adentrando em seu sistema nervoso central e uma vez, aquela pobre criança presa a seus sentimentos, desenvolveu no futuro o desejo de ter todas as mulheres do mundo!

Não está muito bem explicado e corroborado?! Como ousa dizer que não tem nada a ver?! Tem tudo a ver? Você está querendo dizer que a Psicanálise é brincadeira? Você não se atreveria... você...

Assim, é possível concluir que os

sábios muito contribuíram para o progresso da Ciência, assim, como os homens da caverna contribuíram para o desenvolvimento das artes plásticas em geral, quando pintavam nas paredes rochosas e obscuras de suas moradias, rabiscos indecifráveis, que num futuro distante convencionou se chamar de arte moderna! Mas, que contribuíram , não fosse a arte moderna que ao invés de uma paisagem completa para ser desenhada para a valorização do artista como um todo, resumiram tudo e entenderam como o mesmo efeito e mesmo valor artístico, um rabisco, traçado perpendicularmente, cruzando toda tela, etc. Isso sem se falar dos pontinhos aleatórios em cada extremidade do quadro denominando o início da humanidade!

Sabe-se também que no século passado, mais precisamente, no retrasado, a desenvoltura dos cirurgiões era tal, que eles procuravam operar seus pacientes: usando cartolas, com as mãos limpas, sem máscaras no rosto, etc., geralmente, pouco depois de levarem seus cachorros de raça para passear e terem recolhidos algumas visitantes indesejáveis de seus pelos, algumas pulgas e outros visitantes, alguns carrapatos. Quando um pobre diabo que ocupava uma posição obscura de auxiliar, do auxiliar de enfermagem, ousou falar que a grande quantidade de mortes ocorridas após operações realizadas por tais gênios, era devido ao principal fato de: não lavarem as mãos! Foi metido na cadeia, onde passou seus últimos dias, pensando consigo mesmo: " por que fui abrir a minha boca?"

Estava aqui refletindo sobre a insanidade de um Imperador romano, ao ousar nomear um cavalo, senador e concluí que sua atitude debochada, tinha a ver com o respeito destinado a alguns aos pensadores de seu país e em particular seus políticos. Geralmente, movidos também pela cobiça, pelo orgulho, pela vaidade, inveja, ciúme, cupidez, desonestidade, etc. Exatamente como ocorre no Brasil. Então, quando ficaram sabendo que CALÍGULA, havia nomeado seu cavalo INCITATUS, Senador, ficaram completamente revoltados, inconformados, desnorteados. Mas, mesmo dentro da loucura do maluco Imperador, ele provou que o trabalho de um político pode tranquilamente ser substituído pelo trabalho de um cavalo, com a vantagem extra, que este último, tem o dom de permanecer calado e jamais desviaria dinheiro durante todo tempo e o tempo todo, durante todo o período que permanecesse no mandato.

www.ingramcontent.com/pod-product-compliance
Lightning Source LLC
Chambersburg PA
CBHW072211290526
45794CB00004B/1726